BEI GRIN MACHT SICH IHR WISSEN BEZAHLT

- Wir veröffentlichen Ihre Hausarbeit, Bachelor- und Masterarbeit

- Ihr eigenes eBook und Buch - weltweit in allen wichtigen Shops

- Verdienen Sie an jedem Verkauf

Jetzt bei www.GRIN.com hochladen und kostenlos publizieren

Bibliografische Information der Deutschen Nationalbibliothek:

Die Deutsche Bibliothek verzeichnet diese Publikation in der Deutschen Nationalbibliografie; detaillierte bibliografische Daten sind im Internet über http://dnb.d-nb.de/ abrufbar.

Dieses Werk sowie alle darin enthaltenen einzelnen Beiträge und Abbildungen sind urheberrechtlich geschützt. Jede Verwertung, die nicht ausdrücklich vom Urheberrechtsschutz zugelassen ist, bedarf der vorherigen Zustimmung des Verlages. Das gilt insbesondere für Vervielfältigungen, Bearbeitungen, Übersetzungen, Mikroverfilmungen, Auswertungen durch Datenbanken und für die Einspeicherung und Verarbeitung in elektronische Systeme. Alle Rechte, auch die des auszugsweisen Nachdrucks, der fotomechanischen Wiedergabe (einschließlich Mikrokopie) sowie der Auswertung durch Datenbanken oder ähnliche Einrichtungen, vorbehalten.

Impressum:

Copyright © 2009 GRIN Verlag, Open Publishing GmbH
Druck und Bindung: Books on Demand GmbH, Norderstedt Germany
ISBN: 9783640538621

Dieses Buch bei GRIN:

http://www.grin.com/de/e-book/142657/die-bedeutung-der-gesundheitswissenschaft-fuer-die-pflege-am-beispiel

René Neumair

Die Bedeutung der Gesundheitswissenschaft für die Pflege am Beispiel der Sturzprävention

GRIN Verlag

GRIN - Your knowledge has value

Der GRIN Verlag publiziert seit 1998 wissenschaftliche Arbeiten von Studenten, Hochschullehrern und anderen Akademikern als eBook und gedrucktes Buch. Die Verlagswebsite www.grin.com ist die ideale Plattform zur Veröffentlichung von Hausarbeiten, Abschlussarbeiten, wissenschaftlichen Aufsätzen, Dissertationen und Fachbüchern.

Besuchen Sie uns im Internet:

http://www.grin.com/

http://www.facebook.com/grincom

http://www.twitter.com/grin_com

Hamburger Fern-Hochschule

Studiengang Pflegemanagement

Studienzentrum Stuttgart

Studienfach Gesundheitswissenschaft

Hausarbeit zum Themenkomplex

Die Bedeutung der Gesundheitswissenschaft
für die Pflege am Beispiel der Sturzprävention

Frühjahrssemester

von

René Neumair

Abgabedatum: 29.08.2009

Inhaltsverzeichnis

Tabellenverzeichnis 3
Vorwort 4
1 **Wissenschaftlicher Bezugsrahmen** 6
   1.1 Gesundheitswissenschaft 6
   1.2 Public Health 6
   1.3 Pflegewissenschaft 7
   1.4 Verhältnis von Pflegewissenschaft und Public Health 8
2 **Gesundheitsförderung und Prävention** 9
   2.1 Gesundheitsförderung 9
      2.1.1 Prinzipien, Handlungsqualifikationen und Handlungsstrategien 9
      2.2.2 Ebenen der Gesundheitsförderung 10
   2.2 Prävention 11
      2.2.1 Einteilung der Präventionsmaßnahmen nach dem Zeitpunkt 11
      2.2.2 Einteilung der Präventionsmaßnahmen nach der Zielgröße 12
      2.2.3 Einteilung der Präventionsmaßnahmen nach der Methode 12
   2.3 Forderungen des Gesetzgebers 12
   2.4 Gesundheitsförderung in Abgrenzung zur Prävention 13
3 **Die Sturzproblematik in der Pflege** 14
   3.1 Der „Sturz" – Versuch einer Begriffsbestimmung 14
   3.2 Sturzhäufigkeit (Epidemiologie) 15
   3.3 Folgen von Sturzereignissen 16
      3.3.1 Physische Folgen von Sturzereignissen 17
      3.3.2 Psychologische und soziale Folgen von Sturzereignissen 18
   3.4 Sturzrisikofaktoren 19
   3.5 Einschätzung des individuellen Sturzrisikos 20
   3.6 Möglichkeiten und Grenzen von Interventionsprogrammen in stationären Einrichtungen der Altenhilfe 22
Zusammenfassung und Ausblick 24
Anhang: Die häufigsten Sturzrisikofaktoren 26
Literaturverzeichnis 27

Tabellenverzeichnis

Tabelle 1: Handlungsqualifikationen und -strategien der Gesundheitsförderung (vgl. Waller o.J.a: 11 f., 15) 10

Tabelle 2: .... Gegenüberstellung von Gesundheitsförderung und Prävention (vgl.Hurrelmann, Laser 2003: 395 f.) 13

Vorwort

Stürze älterer Menschen stellen aufgrund ihrer Häufigkeit und der zum Teil schwerwiegenden Folgen für die Betroffenen ein bedeutsames Phänomen für die Praxis der Pflege dar.

Ein Sturz kann einen gravierenden Einschnitt in die bisherige Lebensführung darstellen. Neben Prellungen, Frakturen oder Wunden können Stürze auch psychologische und soziale Konsequenzen mit sich bringen, die zu einer erheblichen Einschränkung der Selbständigkeit der gestürzten Person führen können.

Im Angesicht der demographischen Entwicklung, die eine Zunahme der älteren und pflegebedürftigen Bevölkerung erwarten lässt, kann davon ausgegangen werden, dass auch die Problematik der Stürze und Sturzfolgen weiter an Bedeutung gewinnen wird.

Die Erfahrungen der letzten Jahre zeigen, dass Stürze aber keineswegs als unabänderliches Schicksal oder unvermeidbares Unfallgeschehen anzusehen sind. Vielmehr wird heute davon ausgegangen, dass ein Sturz ein komplexes, durch das Zusammenwirken und die Verkettung von verschiedenen Faktoren bedingtes Ereignis darstellt, dem mit geeigneten Interventionen begegnet werden kann.

Die vorliegende Arbeit kann nur einen ersten Einblick in die vielschichtige Thematik gewähren und als Ausgangspunkt für weiterführende Fragestellungen dienen.

Zunächst werden dazu die wissenschaftlichen Disziplinen, die sich mit dem Phänomen des Sturzes beschäftigen, kurz vorgestellt. Dies sind die Gesundheitswissenschaft(en)/Public Health und die Pflegewissenschaft.

Anschließend werden die beiden großen gesundheitswissenschaftlichen Handlungsmethoden – Gesundheitsförderung und Prävention – beschrieben und voneinander abgegrenzt. Ihre Relevanz für die Praxis der Pflege wird auch anhand ihres Stellenwerts in der Gesetzgebung dargelegt.

Im Anschluss daran wird der Versuch einer Definition des Begriffes „Sturz" unternommen. In den darauf folgenden Abschnitten werden die Sturzhäufigkeit (Epidemiologie), Sturzfolgen und die häufigsten Sturzrisikofaktoren aufgezeigt. Ergänzend dazu werden sodann die Möglichkeiten zur Einschätzung des individuellen Sturzrisikos diskutiert.

Abschließend soll auch der Frage nachgegangen werden, inwieweit mit geeigneten Interventionsprogrammen in stationären Einrichtungen der Altenhilfe der Sturzproblematik begegnet werden kann.

1 Wissenschaftlicher Bezugsrahmen

1.1 Gesundheitswissenschaft

Bei dem Versuch einer Begriffsbestimmung ist es zunächst erforderlich, zwischen dem Begriff der „Gesundheitswissenschaften" im Plural und dem Begriff der „Gesundheitswissenschaft" im Singular zu unterscheiden.

„Mit dem Begriff ‚Gesundheitswissenschaften' werden diejenigen Wissenschaften bezeichnet, die sich – aus jeweils unterschiedlicher Perspektive – mit Gesundheit beschäftigen, wie insbesondere Gesundheitssoziologie, Gesundheitspsychologie, Gesundheitspädagogik, Gesundheitsökonomie, aber auch Sozial- und Umweltmedizin. Man könnte vereinfacht sagen: alles, was mit Gesundheit zu tun hat und alle Begriffe, die das Wort Gesundheit beinhalten, sind Themen der Gesundheitswissenschaften" (Waller o.J.: 6).

Dahingegen versucht die „Gesundheitswissenschaft" die Elemente und Sichtweisen der verschiedenen Fachdisziplinen in sich zu integrieren, um so zu einem ganzheitlichen Verständnis von Gesundheit zu gelangen und einen eigenständigen Wissenschaftsbereich zu konstituieren.

1.2 Public Health

„Public Health lässt sich gut definieren, aber schlecht ins Deutsche übersetzen. Die folgende Definition, die auf Winslow (1920) zurückgeht, wird heute am meisten zitiert: ‚Public Health is the science and art of preventing disease, prolonging life and promoting health through the organized efforts of society'. Public Health und Gesundheitswissenschaft beschäftigen sich also mit ähnlichen Fragestellungen. Mit ihrer Konzentration auf die Verbesserung der Gesundheit und der Gesundheitsversorgung der Bevölkerung ist Public Health von der Reichweite her aber eher als ein Teilgebiet der Gesundheitswissenschaft zu verstehen" (Waller o.J.: 8).

Dies wird auch aus den Ausführungen des Vorstandes der Deutschen Gesellschaft für Public Health, der sich im Jahr 2000 mit den Zielen, Aufgaben und Erkenntnissen von Public Health befasst hat, deutlich.

Danach ist „Public Health .. ein problembezogen und interdisziplinär arbeitendes gesundheitswissenschaftliches Fachgebiet. Sein Erkenntnisinteresse richtet sich auf den Gesundheitszustand der Bevölkerung, auf den Zustand des Gesundheitswesens und die für seine Weiterentwicklung relevanten Rahmenbedingungen und Akteure. Public Health ist die Wissenschaft und Praxis der Gesundheitsförderung und der Systemgestaltung im Gesundheitswesen" (Vorstand der Deutschen Gesellschaft für Public Health 2000: 1).

1.3 Pflegewissenschaft

Die dominierende Wissenschaft im Pflegesystem ist die junge Disziplin der „Pflegewissenschaft". Nach ihrem eigenen Selbstverständnis ist sie eher den Sozialwissenschaften als den Naturwissenschaften zuzuordnen. Eine allgemein anerkannte Definition von Pflegewissenschaft besteht nicht. Um sich dem Begriff dennoch annähern zu können, sollen zunächst die Forschungsfragen, mit denen sie sich auseinandersetzt, aufgezeigt werden. Diese Fragen lassen sich in drei Forschungskomplexen zusammenfassen:

- was ‚machen' gesundheitliche Beeinträchtigungen mit den davon betroffenen Menschen?

- Wie kann diesen Menschen geholfen werden, unter diesen Prämissen das Leben zu bewältigen?

- Wie kann mit dieser Hilfe die Gesundheit gefördert bzw. ein ‚gelingendes Leben' auch bei vorhandenen gesundheitlichen Beeinträchtigungen gelebt werden? Dazu gehört selbstverständlich auch das Lebensende im Übergang zum Tod (vgl. Bartholomeyczik 2000: 68 f.).

Anhand dieser Fragestellungen kann abgeleitet werden, dass sich die Pflegewissenschaft mit dem Lebensrisiko der Pflegebedürftigkeit, auch infolge von Krankheit, auseinandersetzt. Im Mittelpunkt stehen dabei die gesundheitlichen Beeinträchtigungen des Menschen und deren Folgen (vgl. Thiele, Hofmann 2005: 10).

Entsprechend den Forschungsfragen lässt sich Pflege wie folgt charakterisieren:

- ihr Ausgangspunkt sind Menschen mit gesundheitlichen Beeinträchtigungen,

- für diese Menschen bietet bzw. gewährt sie eine helfende und unterstützende Tätigkeit für die notwendigen Alltagshandlungen an.

- Die pflegerische Tätigkeit erfolgt mit dem gesundheitsbezogenen Ziel, den Menschen mit gesundheitlichen Beeinträchtigungen ein Leben in größtmöglicher Selbständigkeit zu ermöglichen (vgl. Bartholomeyczik 1998: 660).

Um die Disziplin Pflegewissenschaft wissenschaftlich weiterzuentwickeln nennt Schaeffer vier Aufgabenfelder, die zu bearbeiten wären:

- „Theorie- und Methodenentwicklung,

- Aufbau von Pflegeforschung,

- Konzeptentwicklung bzw. Sicherung des Wissenstransfers,

- Förderung von wissenschaftlichem Nachwuchs" (Schaeffer 1998: 9).

1.4 Verhältnis von Pflegewissenschaft und Public Health

Gemeinsam ist beiden Disziplinen, dass sie sich nicht nur mit Krankheit, sondern auch mit den verschiedensten Facetten von Gesundheit und der Verhinderung des Eintritts von Krankheit auseinandersetzen.

Während allerdings die Pflege das Individuum als Ausgangspunkt hat, betrachtet Public Health dagegen die gesamte Bevölkerung oder Bevölkerungsgruppen (vgl. Thiele, Hofmann 2005: 12).

2 Gesundheitsförderung und Prävention

Für die Praxis der Pflege stellen die gesundheitswissenschaftlichen Handlungsmethoden der Gesundheitsförderung und Prävention bedeutsame Konzepte dar. Sie sollen im Folgenden kurz vorgestellt und abschließend voneinander abgegrenzt werden.

2.1 Gesundheitsförderung

2.2.1 Prinzipien, Handlungsqualifikationen und Handlungsstrategien

Die fünf Prinzipien der Gesundheitsförderung lauten:

1. „Gesundheitsförderung umfasst die gesamt Bevölkerung in ihren alltäglichen Lebenszusammenhängen und nicht ausschließlich spezifische Risikogruppen.

2. Gesundheitsförderung zielt darauf ab, die Bedingungen und Ursachen von Gesundheit zu beeinflussen.

3. Gesundheitsförderung verbindet unterschiedliche, aber einander ergänzende Maßnahmen oder Ansätze.

4. Gesundheitsförderung bemüht sich besonders um eine konkrete und wirkungsvolle Beteiligung der Öffentlichkeit.

5. Gesundheitsförderung ist primär eine Aufgabe im Gesundheits- und Sozialbereich und keine medizinische Dienstleistung" (Franzkowiak, Sabo 1993: 79 f.).

Auf der Basis dieser Diskussionsgrundlage wurde das Konzept der Gesundheitsförderung weiter entwickelt und auf der 1. Internationalen Konferenz zur Gesundheitsförderung 1986 in Ottawa vorgestellt und verabschiedet. Dieses Programm wird daher auch als „Ottawa-Charta zur

Gesundheitsförderung" bezeichnet (vgl. Franzkowiak, Sabo 1993).

Die Ottawa-Charta benennt folgende Handlungsqualifikationen und -strategien:

Tabelle 1: Handlungsqualifikationen und -strategien der Gesundheitsförderung (vgl. Waller o.J.a: 11 f., 15)

Handlungsqualifikationen der Gesundheitsförderung
Interessen vertreten
befähigen und ermöglichen
vermitteln und vernetzen
Handlungsstrategien der Gesundheitsförderung
Entwicklung einer gesundheitsfördernden Gesamtpolitik
Schaffung gesundheitsfördernder Lebenswelten
Unterstützung gesundheitsfördernder Gemeinschaftsaktionen
Entwicklung persönlicher Kompetenzen
Neuorientierung der Gesundheitsdienste

2.2.2 Ebenen der Gesundheitsförderung

Die Gesundheitswissenschaft unterscheidet drei Ebenen der Gesundheitsförderung: die personale Ebene, die Verhaltensebene und die Verhältnisebene.

Auf der *personalen Ebene* geht es um die Förderung der Entwicklung von Persönlichkeit und sozialen Fähigkeiten durch Information, gesundheitsbezogene Bildung sowie durch die Verbesserung sozialer Kompetenzen und lebenspraktischer Fertigkeiten. Dadurch soll dem einzelnen Menschen geholfen werden, mehr Einfluss auf seine eigene Gesundheit und seine Lebenswelt auszuüben. Zugleich soll es ihm ermöglicht werden, Veränderungen in seinem Leben zu treffen, die seiner Gesundheit zugutekommen (vgl. Waller o.J.a: 12).

Auf der *Verhaltensebene* wird die Gesundheitsförderung im Rahmen von konkreten und wirksamen Aktivitäten von Bürgern in ihrer Gemeinde realisiert. Ein zentraler Angelpunkt ist dabei die Unterstützung von Nachbarschaften und Gemeinden im Sinne einer vermehrten Selbstbestimmung. Hierbei ist es erforderlich, ihre Autonomie und Kontrolle über die eigenen Gesundheitsbelange zu stärken (vgl. Waller o.J.a: 12 f.).

Unsere Gesellschaft ist durch Komplexität und enge Verknüpfung geprägt. Daher kann Gesundheit nicht von anderen Zielen losgelöst betrachtet werden. Die sich rasch verändernden Lebens-, Arbeits- und Freizeitbedingungen haben einen entscheidenden Einfluss auf die Gesundheit. Die Art und Weise, wie eine Gesellschaft die Arbeit, die Arbeitsbedingungen und die Freizeit organisiert, sollte eine Quelle der Gesundheit und nicht der Krankheit sein. Auf der *Verhältnisebene* ist es daher das Ziel der Gesundheitsförderung sichere, anregende, befriedigende und angenehme Arbeits- und Lebensbedingungen zu schaffen (vgl. Waller o.J.a: 13).

2.2 Prävention

Prävention kann wie folgt definiert werden: „Gesundheitliche Schädigungen durch gezielte Maßnahmen verhindern, weniger wahrscheinlich machen oder verzögern" (Pflege Heute 2004: 108).

Die Einteilung von Präventionsmaßnahmen lässt sich nach dem Zeitpunkt, nach der Zielgröße und nach der Methode vornehmen.

2.2.1 Einteilung der Präventionsmaßnahmen nach dem Zeitpunkt

- Ziel der *Primärprävention* ist die Krankheitsverhütung und Gesundheitsvorsorge bevor Krankheitssymptome auftreten. Beispiele hierfür sind Schutzimpfungen und Maßnahmen zur Unfallverhütung.

- Ziel der *Sekundärprävention* ist die Krankheitsfrüherkennung und frühestmögliche Behandlung, um Heilung zu sichern. Beispiele sind die Säuglings- und Kinderuntersuchungen und die gynäkologischen Früherkennungsuntersuchungen.

- Ziel der *Tertiärprävention* ist es ein Leben mit und trotz Krankheit zu ermöglichen und ein Fortschreiten der Erkrankung durch geeignete Methoden zu vermeiden. Tertiärprävention gehört damit in den Bereich der Rehabilitation (vgl. Pflege Heute 2004: 108).

2.2.2 Einteilung der Präventionsmaßnahmen nach der Zielgröße

- Auf der *personalen Ebene* der Prävention liegen die notwendigen Veränderungen in der jeweiligen Person. Im Mittelpunkt stehen hier Maßnahmen der Präventivmedizin, wie zum Beispiel Schutzimpfungen und Vorsorgeuntersuchungen.

- Die Maßnahmen der Prävention auf der *Verhaltensebene* zielen auf die Veränderung gesundheitsriskanten Verhaltens, wie zum Beispiel die Vermeidung von Alkohol- und Drogenmissbrauch, Über- und Fehlernährung, Rauchen, Bewegungsmangel, Stress etc.

- Die Maßnahmen der Prävention auf der *Verhältnisebene* zielen auf die Kontrolle, Reduzierung oder Beseitigung von Gesundheitsrisiken in den Umwelt- und Lebensbedingungen. Sie werden in der Regel durch staatliche Maßnahmen auf der Grundlage von Gesetzen und Verordnungen durchgeführt. Ein Beispiel hierfür ist die „Anschnallpflicht" im Auto (vgl. Waller o.J.b: 5, 8 ff.).

2.2.3 Einteilung der Präventionsmaßnahmen nach der Methode

Sowohl im Rahmen der Prävention wie auch bei der Gesundheitsförderung werden folgende Handlungsmethoden unterschieden:

- Gesundheitsaufklärung und -beratung,
- Gesundheitserziehung und -bildung,
- Gesundheitsselbsthilfe,
- Gesundheitstraining,
- Präventivmedizin (vgl. Waller o.J.b: 6).

2.3 Forderungen des Gesetzgebers

Der hohe Stellenwert der Prävention für die Praxis der Pflege wird auch an den Inhalten des Gesetzbuches zur Sozialen Pflegeversicherung deutlich. Es wird gefordert, dass „alle geeigneten Leistungen der Prävention, der Krankenbehandlung und zur medizinischen Rehabilitation eingeleitet werden, um den Eintritt von Pflegebedürftigkeit zu vermeiden" (SGB XI, §5)

Auch der Notwendigkeit zur gesundheitlichen Aufklärung und Beratung wird Rechnung getragen, indem gefordert wird, die Versicherten soweit aufzuklären und zu beraten, dass diese das Wissen besitzen, um für sich eine gesunde Lebensführung zu gestalten, die einer Pflegebedürftigkeit vorbeugt (vgl. SGB XI, §7).

2.4 Gesundheitsförderung in Abgrenzung zur Prävention

Nachdem nun die beiden Konzepte der Gesundheitsförderung und der Prävention vorgestellt und ihre Wichtigkeit auch anhand der Forderungen des Gesetzgebers aufgezeigt wurde, werden die beiden Konzepte abschließend in Tabelle 2 gegenübergestellt, um die Unterschiede ihrer jeweiligen Inhalte nochmals zu verdeutlichen.

Tabelle 2: Gegenüberstellung von Gesundheitsförderung und Prävention (vgl. Hurrelmann, Laser 2003: 395 f.)

	Gesundheitsförderung	Prävention
Ziel	Gesundheit erhalten; Gesundheitspotentiale entwickeln	Krankheit vorbeugen
Methode	Ressourcenförderung	Risikominimierung
Geltungsbereich	Gesamtbevölkerung	Risikogruppen; Zielgruppen
Menschenbild	förderungsbedürftig	erziehungsbedürftig
Denkweise	eine Krise dient als Chance selbständiger zu werden	eine Krise soll von voneherein vermieden werden

Zusammenfassend lässt sich also sagen, dass eine faktische Trennung der beiden Konzepte in der Theorie gut darstellbar ist, da auf der einen Seite die Gesundheitsförderung auf die Ressourcenförderung abzielt, während die Prävention auf der anderen Seite eine Risikominimierung erreichen will (vgl. Hurrelmann, Laser 2003: 395).

„In der Praxis kommt es aber oftmals zu einer Vermischung, so dass einzelne Maßnahmen nicht mehr punktuell dem jeweiligen gesundheitswissenschaftlichen Konzept zuzurechnen sind. Die Entscheidung, eine generelle Impfung einzuführen, ist zum Beispiel Bestandteil der Gesundheitsförderung. Dennoch ist die Durchführung der Impfung der Prävention zuzuordnen" (Kußmaul 2006: 12).

Da beide Konzepte – wenn auch mit unterschiedlichen Strategien – auf die Gesundheit der Bevölkerung zielen, sollten bei Maßnahmen in der pflegerischen Praxis auch immer beide Aspekte im Auge behalten werden:

- Welche Risiken und Belastungen können vermindert bzw. vermieden werden?

- Welche Ressourcen können gestärkt werden?

3 Die Sturzproblematik in der Pflege

3.1 Der „Sturz" – Versuch einer Begriffsbestimmung

Eine einheitliche, allgemein anerkannte Definition existiert bisher nicht. In der aktuellen Fachliteratur finden sich daher auch Autoren, die auf den Versuch einer Definition gänzlich verzichten, wie zum Beispiel Meyer et al. (2004).

Bei anderen Autoren der aktuellen Fachliteratur werden dagegen Begriffsbestimmungen vorgenommen. Diese weisen zwar durchaus übereinstimmende Merkmale auf, sind aber keineswegs identisch und in einigen Punkten auch widersprüchlich. Während bei Pierobon, Funk (2007) ein Sturz ein „... plötzliches nicht willentlich beeinflussbares ..." Ereignis darstellt (Pierobon, Funk 2007: 6), kann nach der Definition von Tideiksaar (2008) ein Sturz auch absichtlich erfolgen (vgl. Tideiksaar 2008: 39).

Die heute gebräuchlichste und am häufigsten zitierte Definition scheint die der „Kellog International Work Group on the Prevention of Falls by the Elderly" (1987) zu sein. Diese kommt auch im „Expertenstandard Sturzprophylaxe in der Pflege" des Deutschen Netzwerks für Qualitätsentwicklung in der Pflege (DNQP) zum Einsatz. Sie lautet:

„Ein Sturz ist jedes Ereignis, in dessen Folge eine Person unbeabsichtigt auf dem Boden oder auf einer tieferen Ebene zu liegen kommt.

Die Expertengruppe hat sich ... darauf geeinigt, mit diesem ersten Teil der ... Definition zu arbeiten und den zweiten Teil der Definition nicht zu nutzen. Im zweiten Teil wird eingeschränkt, dass Ereignisse, die auf Grund ‚(...) eines Stoßes, Verlust des Bewusstseins, plötzlich einsetzender Lähmungen oder eines epileptischen Anfalls' eintreten, nicht als Stürze angesehen werden. Die Entscheidung auf diese Einschränkung zu verzichten wurde getroffen, da viele Stürze unbeobachtet geschehen und die eigentliche Ursache des Sturzes häufig nicht nachzuvollziehen ist" (DNQP 2006: 23).

Auch bei anderen Autoren findet sich inzwischen dieser Verzicht auf die Einschränkung der Sturzdefinition. Dennoch wird die Definition des Expertenstandards häufig nicht wortgetreu übernommen, da sie die Möglichkeit nicht berücksichtigt, dass der Körper nach einem Sturzereignis auch in eine sitzende Position gelangen kann (vgl. Becker et al. 2006: 8; Pierobon, Funk 2007: 6).

3.2 Sturzhäufigkeit (Epidemiologie)

Trotz der Tatsache, dass inzwischen eine nahezu unüberschaubare Fülle an wissenschaftlichen Studien, Projekten und sonstigen Veröffentlichungen vorliegt, gestaltet es sich als äußerst schwierig, genaue Aussagen über die Häufigkeit von Stürzen zu treffen. Dies hat mehrere Gründe:

- Eine systematische, zentrale Erfassung von Stürzen findet in Deutschland derzeit noch nicht statt.

- Die vorhandenen Datenerhebungen beziehen sich in der Regel auf spezielle Arten von Stürzen oder auf einzelne Einrichtungen. Daher sind die erhobenen Zahlen nicht verallgemeinerbar.

- Auch aufgrund der unterschiedlichen Sturzdefinitionen und anderer methodischer Schwierigkeiten wird die Vergleichbarkeit der in einzelnen Einrichtungen erhobenen Daten erschwert.

- Allgemeiner kann davon ausgegangen werden, dass eine quantitative Erfassung an sich schwierig erscheint, da viele Stürze unbeobachtet geschehen. Daraus resultierend muss die Erfassung von Stürzen auf den Angaben der gestürzten Personen beruhen. Dies gestaltet sich dann problematisch, wenn sich die gestürzten Personen nicht mehr erinnern wollen (zum Beispiel aus Schamgefühl oder aus Angst in eine stationäre Altenpflegeeinrichtung übersiedeln zu müssen) oder nicht mehr erinnern können (zum Beispiel bei Demenz). Es kann folglich von einer Dunkelziffer ausgegangen werden (vgl. DNQP 2006: 44; Pierobon, Funk 2007: 7).

Trotz dieser Schwierigkeiten können aus der aktuellen Fachliteratur einige Zahlen für die Praxis der Pflege zusammengetragen werden, die die Dimensionen der Sturzproblematik veranschaulichen können:

- Etwa ein Drittel der über 65-jährigen Bevölkerung stürzt mindestens einmal pro Jahr.

- Mit zunehmendem Alter erhöht sich das Sturzrisiko. Während einige Quellen davon ausgehen, dass etwa 50% der über 90-jährigen mindestens einmal pro Jahr stürzen, sehen andere Quellen diese Häufigkeit schon bei den über 80-jährigen.

- Bei den Bewohnern von Alten- und Pflegeheimen liegt die Sturzrate deutlich höher. Es wird davon ausgegangen, dass etwa jeder Zweite Bewohner mindestens einmal pro Jahr stürzt.

- Da sich jährlich pro tausend Bewohner ca. 1400 Stürze ereignen, erleiden einzelne Bewohner also mehrere Stürze. Die Angaben dazu, bei wie vielen Heimbewohnern dies der Fall ist, variieren von 20% bis zu 30% (vgl. DNQP 2006: 44 ff.; Pierobon, Funk 2007: 7; Becker et al. 2006: 8 f.).

3.3 Folgen von Sturzereignissen

Es wird davon ausgegangen, dass – auch bei älteren Menschen – die Mehrzahl der Stürze ohne Folgen verläuft. Dennoch stellen die Folgen von Sturzereignissen ein bedeutsames klinisches und ökonomisches Problem dar.

Unterschieden werden physische, psychologische und soziale Konsequenzen für die Betroffenen (vgl. Pierobon, Funk 2007: 7 f.; DNQP 2006: 46 ff.).

3.3.1 Physische Folgen von Sturzereignissen

Die physischen Auswirkungen reichen von schmerzhaften Prellungen, Verstauchungen, Frakturen und Wunden bis hin zum Tod.

Bei der Gruppe der über 65-jährigen führen immerhin 10% der Stürze zu Verletzungen, die eine ärztliche Intervention erfordern. Bei Heimbewohnern müssen dagegen bereits bis zu 20% der Stürze medizinisch weiter abgeklärt werden.

Der häufigste Frakturtyp bei den über 60-jährigen ist die Schenkelhalsfraktur. Sie zählt zu den hüftnahen Frakturen. Die Häufigkeit von hüftnahen Frakturen beträgt in Deutschland im Mittel 122,5 Frakturen pro 100.000 Einwohner. In der Gruppe der über 65-jährigen liegt die Jahresinzidenz dagegen deutlich höher (660 Frakturen) und erreicht ihre höchste Ausprägung bei der Gruppe der Alten- und Pflegeheimbewohner mit einer Häufigkeit von 4000 Frakturen pro 100.000 Einwohner. Demnach erleidet jeder 25. Heimbewohner einmal im Jahr eine hüftnahe Fraktur.

Trotz beachtlicher Fortschritte in der operativen Frakturversorgung sterben in Deutschland ca. 11% der Patienten vor, während oder kurz nach einer Schenkelhals-Operation. Die Ein-Jahres-Sterblichkeit beträgt 25%, ein Viertel der Betroffenen lebt also nach Ablauf eines Jahres nicht mehr.

Neben den Folgen für die Betroffenen verursachen Schenkelhalsfrakturen auch beachtliche Kosten für die Solidargemeinschaft. Die Kosten für die Operation einer Schenkelhalsfraktur belaufen sich auf etwa 5000 Euro. Für eine anschließende Rehabilitation wird nochmals von mindestens der gleichen Summe ausgegangen, sodass Schätzungen zufolge allein bei Heimbewohnern für die Behandlung von Sturzfolgen mehr als 500 Millionen Euro im Jahr ausgegeben werden (vgl. DNQP 2006: 46 ff.; Pierobon, Funk 2007: 7 f.; Becker et al. 2006: 9).

3.3.2 Psychologische und soziale Folgen von Sturzereignissen

Angefangen beim Verlust des Vertrauens in die eigene Mobilität über die Einschränkung des Bewegungsradius bis hin zu sozialer Isolation sind in der Fachliteratur eine Reihe psychologischer und sozialer Folgen beschrieben worden. Aufgrund der schwierigen Messbarkeit liegen allerdings keine konkreten Zahlen über das quantitative Ausmaß dieser Sturzfolgen vor (vgl. DNQP 2006: 47).

Man rechnet damit, dass eine Mehrzahl der alten Menschen nach einem Sturzereignis eine große Angst entwickelt, erneut zu stürzen. Von einem „Post-Fall-Syndrom" spricht man, wenn sich diese Angst zu einer regelrechten Phobie entwickelt, bei der aus Angst vor weiteren Stürzen die Bewegungsaktivitäten und das Mobilitätsverhalten auf eine unangemessene Art eingeschränkt werden. Dieses Verhaltensmuster darf nicht mit einer Sturzvermeidungsstrategie verwechselt werden, die auf eine Minimierung der Sturzrisiken zielt. Vielmehr liegt bei phobischen Ängsten eine Fehlkonditionierung vor, die beim Post-Fall-Syndrom zu einer unangemessenen Einschränkung der Alltagsaktivitäten bis hin zur weitgehenden Immobilisierung führt (vgl. Pierobon, Funk 2007: 8 f.).

Stürze können auch Folgen für Personen haben, die mit dem Betroffenen in engem Kontakt stehen. Dies können Familienangehörige oder das Pflegepersonal sein. Die Folgen können sich hier in Schuldgefühlen und Selbstvorwürfen äußern, zum Beispiel nicht dabei gewesen zu sein, um den Sturz zu verhindern. Ebenso können Vorwürfe gegen das Pflegepersonal geäußert werden, zum Beispiel den Sturz zugelassen zu haben. Manchmal wird das Pflegepersonal sogar der Nachlässigkeit beschuldigt.

Resultierend daraus bestehen Familienangehörige in Sorge um die Sicherheit des Verwandten möglicherweise auf eine Einschränkung der Aktivitäten und fragen nach dem Einsatz von Fixierungsmaßnahmen und Bettgittern. Andere Angehörige hingegen bestehen auf das Unterlassen von Fixierungsmaßnahmen und das Entfernen des Bettgitters, selbst wenn sie ihren Verwandten dadurch der Sturzgefahr aussetzen (vgl. Tideiksaar 2008: 35).

3.4 Sturzrisikofaktoren

Während bis Mitte der neunziger Jahre davon ausgegangen wurde, dass es isolierte Risikofaktoren gibt, anhand derer eine Sturzvorhersage eindeutig möglich ist, stellten seitdem zahlreiche Studien fest, dass die Vorhersage von Stürzen über Risikofaktoren weniger praktikabel zu sein scheint, als ursprünglich erhofft.

Heute wird ein Sturz als ein komplexes und multifaktoriell bedingtes Geschehen angesehen und obwohl ein zweifelsfreier kausaler Zusammenhang zwischen Sturzrisikofaktoren und Stürzen nicht möglich ist, belegen die Studien der letzten Jahre, dass Risikofaktoren identifiziert werden können, die zweifelsfrei die Gefahr von Stürzen erhöhen. Ebenso konnte belegt werden, dass das Sturzrisiko zunimmt, je mehr Sturzrisikofaktoren bei einem Patient oder Bewohner zusammen kommen (vgl. DNQP 2006: 48).

Im Anhang findet sich eine Übersicht über die häufigsten Sturzrisikofaktoren. Dabei wird zwischen intrinsischen Faktoren, also Eigenschaften, die eine sturzgefährdete Person mit sich bringt und extrinsischen Faktoren, also Faktoren, die von außen auf eine Person einwirken, unterschieden.

Die wissenschaftliche Unterfütterung der einzelnen Faktoren kann jedoch als unterschiedlich eindeutig angesehen werden.

Während bei Funktionseinbußen und -beeinträchtigungen sowie bei Sehbeeinträchtigungen von eigenständigen Sturzrisikofaktoren mit hoher wissenschaftlicher Fundierung ausgegangen werden kann, geben andere Faktoren dagegen nur Hinweise auf ein vorhandenes Sturzrisiko.

Es wird zum Beispiel angenommen, dass die Verwendung von Hilfsmitteln in der Regel bei Personen mit Problemen bei der Körperbalance oder dem Gleichgewicht oder bei Personen mit einer eingeschränkten Bewegungsfähigkeit beobachtet werden kann. Daraus resultierend wird bei diesen Personen von Funktionseibußen und -beeinträchtigungen ausgegangen und auf ein vorhandenes Sturzrisiko geschlossen.

Bei anderen Faktoren wiederum fällt die wissenschaftliche Unterfütterung weniger eindeutig aus. Es klingt zum Beispiel durchaus plausibel, dass das Tragen von losem Schuhwerk oder Stolperfallen in der Umgebung das Sturzrisiko erhöhen. Es kann auch nicht angezweifelt werden, dass diese Gefahren zu Stürzen führen können, jedoch ist es empirisch nicht ausreichend belegt, dass Personen in einer Umgebung, in der viele Sturzgefahren vorhanden sind, häufiger stürzen als in einer Umgebung mit keinen oder nur wenigen solcher Sturzgefahren.

Eine Erfassung sollte sich daher auf die wesentlichen, modifizierbaren Sturzrisikofaktoren konzentrieren. Eine generelle Gewichtung im Sinne einer Priorisierung ist nach dem derzeitigen Stand der Forschung nicht haltbar (vgl. DNQP 2006: 48 ff.).

3.5 Einschätzung des individuellen Sturzrisikos

„Mit einer formalisierten Überprüfung der Sturzrisikofaktoren eines Patienten oder Bewohners kann grundsätzlich festgestellt werden, ob eine Sturzgefährdung vorliegt, allerdings bleibt es schwierig, die tatsächliche Höhe des Risikos zu ermitteln. Um eine Quantifizierung des Sturzrisikos vorzunehmen, wäre ein Instrument notwendig, welches den einzelnen Risikofaktoren Werte zuordnet, die einer möglichen Höhe des ausgelösten Sturzrisikos entsprächen. Die Höhe des gesamten Sturzrisikos (z. B. niedrig, mittel, hoch) könnte sich dann aus dieser Bewertung ableiten lassen" (DNQP 2006: 67).

Zu diesem Zweck wurde weltweit bisher eine ganze Reihe von Assessmentinstrumenten zur Einschätzung des individuellen Sturzrisikos entwickelt. In der Mehrzahl handelt es sich um Instrumente für die Anwendung durch Pflegefachkräfte (vgl. DNQP 2006: 67).

Für die Entscheidung, ob ein Instrument einer Situation angemessen ist, werden von Perell et al. (2001) neben der Sensitivität, Spezifität, Reliabilität und Validität noch weitere Kriterien benannt:

- Anwendung eines Instrumentes in dem Bereich, für den es entwickelt wurde (Krankenhäuser, Altenpflege, häusliche Pflege);

- Vorliegen von Veröffentlichungen, die die angemessene Verwendung des Instruments beschreiben;

- zumutbarer Zeitaufwand für die Handhabung des Instruments und

- bewährte Cut-Off-Punkte für den Einsatz von Interventionen (vgl. DNQP 2006: 68).

Diese geforderten Kriterien konnten bislang von keinem der Assessmentinstrumente erfüllt werden. Dies bedeutet, dass es mit keinem der Instrumente möglich ist, die wirklich sturzgefährdeten Patienten oder Bewohner verlässlich zu identifizieren. Entweder werden zu viele Patienten oder Bewohner als sturzgefährdet identifiziert oder zu viele werden fälschlicherweise als nicht sturzgefährdet eingestuft, was in der Praxis der Pflege eine unangemessene Über- oder Unterversorgung zur Folge hätte (vgl. DNQP 2006: 69).

Unterscheiden lassen sich Assessmentinstrumente die eine quantifizierende Bewertung der Risikofaktoren unter der Annahme, dass die Kumulation von Risikofaktoren auch das Sturzrisiko analog erhöht, vornehmen von solchen, die das Vorhandensein oder die Ausprägung einzelner Risikofaktoren testen. Welche Risikofaktoren aber die Sturzgefahr stärker erhöhen als andere, ist bislang ebenso wenig bekannt wie der Einfluss einzelner Risikofaktoren oder der Einfluss der Kombination verschiedener Risikofaktoren auf die Höhe der Sturzgefährdung.

Die häufig vorgenommene Reduktion auf eine Einschätzung von meist vier bis fünf Risikofaktoren ist vor dem Hintergrund und unter Berücksichtigung multifaktorieller Entstehung von Sturzgefährdung insgesamt fragwürdig und kann daher nicht als verlässlich gelten (vgl. DNQP 2006: 69 f.).

Interessante Ergebnisse liefern dagegen einige Studien, in denen untersucht wurde, ob die klinische Beurteilung durch Pflegefachkräfte den mit einem Sturzrisiko-Assessmentinstrument ermittelten Ergebnissen unterlegen, gleichwertig oder überlegen ist. Dabei konnte gezeigt werden, dass durch die Nutzung eines Sturzrisiko-Assessmentinstruments die Vorhersagekraft von

Stürzen nur minimal gesteigert wird. In einer Untersuchung war die Beurteilung des Sturzrisikos durch Pflegefachkräfte sogar der Beurteilung des standardisierten Assessmentinstruments überlegen. Diese Untersuchung fand allerdings in einem Pflegeheim statt, sodass davon auszugehen ist, dass das Personal die Bewohner sehr gut kannte und somit die Übertragbarkeit dieser Ergebnisse auf andere Bereiche eingeschränkt wird (vgl. DNQP 2006: 70).

„Zusammenfassend lässt sich konstatieren, dass die bisher entwickelten Assessmentinstrumente zur Bewertung des Sturzrisikos keine Ergebnisse liefern, anhand derer sturzgefährdete Patienten oder Bewohner zweifelsfrei identifiziert werden können. Es spricht daher aus wissenschaftlicher Sicht nichts für den Einsatz solcher Instrumente, zumal deren Implementierung sowie deren Einsatz mit Zeitaufwand seitens der Pflegefachkräfte verbunden ist" (DNQP 2006: 70).

Darüber hinaus ist es nicht haltbar, standardisierten Instrumenten gegenüber der Beurteilung von qualifizierten und erfahrenen Pflegefachkräften den Vorzug zu geben. Vielversprechender erscheint es, alle vorhandenen Sturzrisikofaktoren zum Beispiel im Rahmen von Pflegeanamnesen oder regelmäßigen Pflegevisiten individuell für den Patienten oder Bewohner zu identifizieren und daraus, so weit möglich, auf die Risikofaktoren ausgerichtete Interventionen einzuleiten (vgl. DNQP 2006: 70).

3.6 Möglichkeiten und Grenzen von Interventionsprogrammen in stationären Einrichtungen der Altenhilfe

Die Effektivität multifaktorieller Interventionsprogramme in Bezug auf die Senkung der Sturzrate bei Personen, die in Einrichtungen der stationären Altenhilfe leben, konnte in mehreren Studien belegt werden.

Jensen et al. (2002) konnten nachweisen, dass ihr Interventionsprogramm die Sturzrate, die Anzahl der gestürzten Personen, die Zeit bis zum ersten

Sturz und die Anzahl von Oberschenkelhalsfrakturen als Sturzfolge signifikant gesenkt hat.

Becker et al. (2003) konnten darüber hinaus feststellen, dass die Differenz zwischen Interventions- und Kontrollgruppe im Untersuchungsverlauf zunimmt, sodass davon ausgegangen werden kann, dass der Verstetigungsprozess der Maßnahmen und der Lerneffekt innerhalb der Institution und bei den einzelnen Mitarbeitern im Laufe der Zeit einen positiven Einfluss auf die Sturzrate, insbesondere der Erststürze hat.

Es liegen jedoch auch Studien vor, in denen multifaktorielle Interventionsprogramme keinen Effekt auf die Sturzrate bei Heimbewohnern hatten. Die Autoren dieser Studien kamen zu dem Schluss, dass die Durchführung eines Interventionsprogramms ohne Schulung des Personals durch externe Experten und Bereitstellung von Zeit- und Personalressourcen für die Implementierung keine Verminderung der Sturzrate mit sich bringe. Unter solchen Bedingungen durchgeführte Interventionsprogramme führen möglicherweise sogar zu mehr Stürzen als die sonst übliche Pflege, da die Rate der Stürze in der Interventionsgruppe gegenüber der Kontrollgruppe erhöht war.

Es konnte also gezeigt werden, dass multifaktorielle Interventionsprogramme in Alten- und Pflegeheimen die Sturzrate der Bewohner positiv beeinflussen können, allerdings nur wenn die Bedingungen für die Einführung und Durchführung eines solchen Programms in den Einrichtungen gegeben sind (vgl. DNQP 2006: 76 ff.).

Zusammenfassung und Ausblick

Die Sturzproblematik in der Pflege stellt sich als weitreichendes und komplexes Themengebiet dar. Um eine erste Orientierung gewinnen zu können wurden deshalb im ersten Kapitel die wissenschaftlichen Bezugsdisziplinen Gesundheitswissenschaft(en)/Public Health und die Pflegewissenschaft kurz vorgestellt.

Das zweite Kapitel beschäftigte sich mit den gesundheitswissenschaftlichen Handlungsmethoden der Gesundheitsförderung und Prävention. Es konnte gezeigt werden, dass beide Konzepte sich mit unterschiedlichen Strategien dem übergeordneten Ziel der Gesundheit der Bevölkerung annähern. Während die Gesundheitsförderung eine Ressourcenförderung anstrebt, möchte die Prävention eine Minimierung der Risiken erreichen. Die zentrale Bedeutung der beiden Konzepte für die Praxis der Pflege kann spätestens seit ihrem Eingang in die Soziale Pflegeversicherung unterstrichen werden.

Das dritte Kapitel widmete sich sodann der komplexen Thematik der Stürze älterer Menschen. Ausgehend von dem Problem, das Phänomen Sturz eindeutig definieren zu können, wurden die Schwierigkeiten in der empirischen Erhebung der Sturzhäufigkeiten und den Folgen von Stürzen gezeigt. Dennoch konnte anhand der vorliegenden Daten die herausragende Stellung der Sturzproblematik innerhalb der Pflege hervorgehoben werden.

Die darauf folgenden Abschnitte zu den Risikofaktoren und zur Einschätzung des Risikos konnten zeigen, dass noch ein erheblicher Bedarf an Forschung besteht. Zugleich wird durch den momentanen Stand der Forschung die gängige Praxis der Pflege weitestgehend in Frage gestellt. Es konnte dargelegt werden, dass die Erhebung Sturzrisikos anhand von Punkteskalen, die meist nur wenige Risikofaktoren berücksichtigen, wissenschaftlich nicht untermauert werden kann. Darüber hinaus zeigte sich, dass diesen Assessmentinstrumenten keinesfalls der Vorzug vor der Beurteilung einer qualifizierten und erfahrenen Pflegefachkraft gegeben werden sollte.

Abschließend wurde gezeigt, dass durch gezielte Interventionsprogramme deutliche Fortschritte in den stationären Einrichtungen der Altenhilfe erzielt werden können. Wie ein solches Programm in einem konkreten Fall aussehen könnte, kann nun Gegenstand einer weiterführenden Arbeit sein.

Anhang: Die häufigsten Sturzrisikofaktoren

Anhang 1: Häufigste Sturzrisikofaktoren - Quelle: DNQP 2006: 30

Unterteilung	Risikofaktoren

Intrinsische Risikofaktoren	1) **Funktionseinbußen und Funktionsbeeinträchtigungen**
	• Probleme mit der Körperbalance/dem Gleichgewicht
	• Gangveränderungen/eingeschränkte Bewegungsfähigkeit
	• Erkrankungen, die mit veränderter Mobilität, Motorik und Sensibilität einhergehen:
	  - Multiple Sklerose
	  - Parkinson'sche Erkrankung
	  - Apoplexie/apoplektischer Insult
	  - Polyneuropathie
	  - Osteoarthritis
	  - Krebserkrankungen
	  - andere chronische Erkrankungen/schlechter klinischer Allgemeinzustand
	2) **Sehbeeinträchtigungen**
	• reduzierte Kontrastwahrnehmung
	• reduzierte Sehschärfe
	• ungeeignete Brillen
	3) **Beeinträchtigungen der Kognition und Stimmung**
	• Demenz
	• Depression
	• Delir
	4) **Erkrankungen, die zu kurzzeitiger Ohnmacht führen**
	• Hypoglykämie
	• Haltungsbedingte Hypotension
	• Herzrhythmusstörungen
	• TIA (Transitorische ischämische Attacke)
	• Epilepsie
	5) **Ausscheidungsverhalten**
	• Dranginkontinenz, Nykturie
	• Probleme beim Toilettengang
	6) **Angst vor Stürzen**
	7) **Sturzvorgeschichte**

Extrinsische Risikofaktoren	8) **Verwendung von Hilfsmitteln** 9) **Schuhe (Kleidung)** 10) **Medikamente** • Psychopharmaka • Sedativa/Hypnotika • Antiarrhythmika 11) **Gefahren in der Umgebung** **Innerhalb von Räumen und Gebäuden:** • Schlechte Beleuchtung • Steile Treppen • Mangelnde Haltemöglichkeiten • Glatte Böden • Stolperfallen (z. B. Teppichkanten, herumliegende Gegenstände, Haustiere) **Außerhalb von Räumen und Gebäuden:** • Unebene Gehwege und Straßen • Mangelnde Sicherheitsausstattung (z. B. Haltemöglichkeiten, Beleuchtung) • Wetterverhältnisse (Glatteis, Schnee ...)

Literaturverzeichnis

BARTHOLOMEYCZIK, S. (1998): Versorgungsleistungen durch Pflege. In: HURRELMANN, K.; LAASER, U. (Hrsg.): Handbuch Gesundheitswissenschaften. Weinheim, München: Juventa: S. 659 ff.

BARTHOLOMEYCZIK, S. (2000): Gegenstand, Entwicklung und Fragestellungen pflegewissenschaftlicher Forschung. In: RENNEN-ALLHOFF, B.; SCHAEFFER, D. (Hrsg.): Handbuch Pflegewissenschaft. Weinheim, München: Juventa: 67 – 106.

BECKER, C. ET AL. (2006): Sturzprophylaxe. Sturzgefährdung und Sturzverhütung in Heimen. 2., überarb. Aufl., Hannover: Vincentz.

DEUTSCHES NETZWERK FÜR QUALITÄTSENTWICKLUNG IN DER PFLEGE (Hrsg.) (2006): Expertenstandard „Sturzprophylaxe in der Pflege". Entwicklung – Konsentierung – Implementierung. Osnabrück: Schriftenreihe des Deutschen Netzwerks für Qualitätsentwicklung in der Pflege.

FRANZKOWIAK P; SABO, P (1993): Dokumente der Gesundheitsförderung. Mainz: Peter Sabo.

HURRELMANN, K.; LAASER, U. (Hrsg.) (2003): Handbuch Gesundheitswissenschaften. Studienausgabe. 3., überarb. Aufl., Weinheim, München: Juventa.

KUSSMAUL, J (2006): Zur Bedeutung der Gesundheitswissenschaft für die Pflege am Beispiel der Gesundheitsförderung. Hausarbeit im Studienfach Gesundheitswissenschaft. Grin. Online in Internet: „URL: http://www.grin.com/".

MEYER, G. ET AL. (2004): Sturz- und Frakturprävention in der Altenhilfe. Evidenz-basierte pflegerische Versorgung in Pflegealltag. Stuttgart: Kohlhammer.

PFLEGE HEUTE (2004): Lehrbuch für Pflegeberufe. 3., vollst. überarb. Aufl., München: Urban & Fischer.

PIEROBON, A.; FUNK, M. (2007): Sturzprävention bei älteren Menschen.

Risiken – Folgen – Maßnahmen. Stuttgart: Thieme.

SCHAEFFER, D. (1998): Pflegewissenschaft in Deutschland. Zum Entwicklungsstand einer neuen wissenschaftlichen Disziplin. Bielefeld: Veröffentlichungsreihe des Instituts für Pflegewissenschaft an der Universität Bielefeld (IPW).

SOZIALGESETZBUCH ELFTES BUCH (SGB XI). Soziale Pflegeversicherung vom 26. Mai 1994 (BGBl. I S. 1014), zuletzt geändert durch Pflegeweiterentwicklungsgesetz vom 28. Mai 2008 (BGBl. I S.874).

THIELE, G.; HOFMANN, U. (2005): Gesundheitsökonomie und -politik. Studienbrief 6: Analyse der Pflegemärkte. 2. Aufl., Studienbrief der Hamburger Fern-Hochschule.

TIDEIKSAAR, R. (2008): Stürze und Sturzprävention. Assessment – Prävention – Management. 2., vollst. überarb. Aufl., Bern: Huber.

WALLER, H. (o.J.): Gesundheitswissenschaft. Studienbrief 1: Einführung und Gesundheitskonzepte im Überblick. Studienbrief der Hamburger Fern-Hochschule.

WALLER, H. (o.J.): Gesundheitswissenschaft. Studienbrief 6: Handlungsmethoden (1) – Gesundheitsförderung. Studienbrief der Hamburger Fern-Hochschule.

WALLER, H. (o.J.): Gesundheitswissenschaft. Studienbrief 7: Handlungsmethoden (2) – Prävention. Studienbrief der Hamburger Fern-Hochschule.

VORSTAND DER DEUTSCHEN GESELLSCHAFT FÜR PUBLIC HEALTH (Hrsg.) (2000): Public Health/Gesundheitswissenschaften. Ziele, Aufgaben, Erkenntnisse. Kurzmemorandum. Hannover. Online in Internet: „URL: http://www.sgw.hs-magdeburg.de/kurmat/goepel/hoge/ggf/grundlagen/yhtml/pdf/ziele-aufgaben.pdf [Stand: 12.08.2009]".